LE PSORIASIS

CHEZ LES SYPHILITIQUES

PAR

P. CABARROU,

Docteur en médecine de la Faculté de Paris,
Médecin stagiaire au Val-de-Grâce,
Ancien externe des hôpitaux de Paris,
Médaille de bronze de l'Assistance publique.

PARIS

A. PARENT, IMPRIMEUR DE LA FACULTE DE MEDECINE

29-31, RUE MONSIEUR-LE-PRINCE, 29-31.

—

1879

LE PSORIASIS

CHEZ LES SYPHILITIQUES

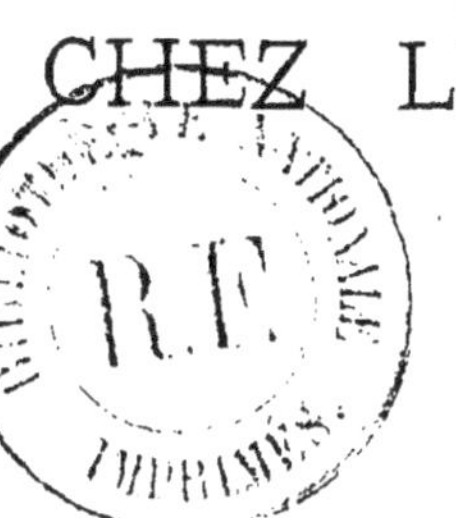

PAR

P. CABARROU,

Docteur en médecine de la Faculté de Paris,
Médecin stagiaire au Val-de-Grâce,
Ancien externe des hôpitaux de Paris,
Médaille de bronze de l'Assistance publique.

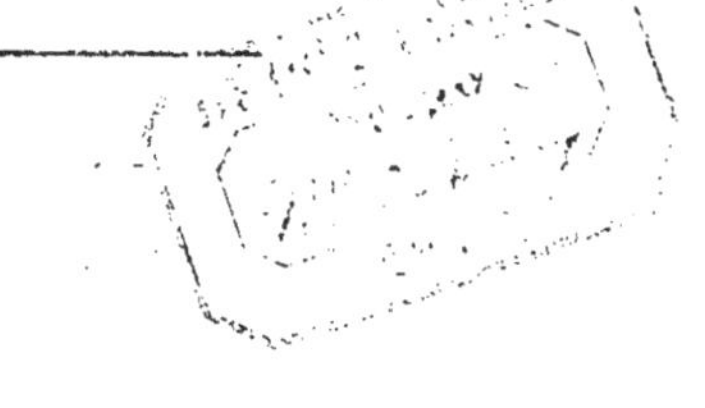

PARIS

A. PARENT, IMPRIMEUR DE LA FACULTE DE MEDECINE

29-31, RUE MONSIEUR-LE-PRINCE, 29-31.

—

1879

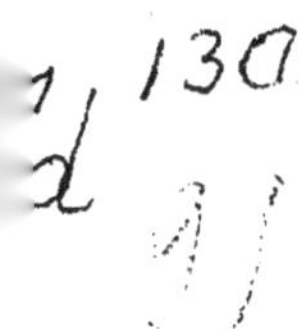

A LA MÉMOIRE VENÉREE DE MON PÈRE
ET DE MA MÈRE!!!

A LA MÉMOIRE DE MA SŒUR MARIE

Qu'elle daigne agréer par delà la tombe ce fruit de mes
études médicales et l'assurance de mes regrets éternels!

LE PSORIASIS

CHEZ LES SYPHILITIQUES

INTRODUCTION.

Pendant l'année 1876 nous fûmes, en qualité d'externe, envoyé dans le service de M. le docteur Guibout, à l'hôpital Saint-Louis.

Dans le cours de cette année, il nous fut donné d'observer quelques malades avouant des antécédents syphilitiques dont ils portaient d'ailleurs les traces. Les manifestations remontaient à une date plus ou moins éloignée et les malades venaient réclamer des soins pour un psoriasis, soit localisé, soit généralisé.

Vu les antécédents des sujets, notre chef de service regardait cette éruption cutanée comme un accident purement syphilitique. Le mercure ou l'iodure de potassium administrés à l'intérieur, à l'extérieur des frictions avec de l'huile de cade et des bains sulfureux ou alcalins ; tel était le traitement institué par M. Guibout.

Après une durée de temps qui n'a jamais été moindre de six semaines à deux mois, les malades sortaient, je ne dirai pas guéris, mais blanchis.

Malgré le profond respect qu'avait su nous inspirer notre maître par son talent d'observation et sa critique consciencieuse, il nous était resté dans l'esprit quelques doutes sur la nature purement syphilitique de ces psoriasis. Confiant dans le vieil adage : *Naturam morborum ostendunt curationes*, et sans croire nullement à la vertu spécifique du mercure pour la cure de la syphilis, nous avons prié M. Guibout de soumettre au régime exclusivement interne deux malades, selon lui, affectés de psoriasis syphilitique, et portant encore les cicatrices de chancre induré. Après deux mois de ce traitement il n'était pas survenu la moindre modification dans l'état de l'un de ces malades, tandis que l'affection de l'autre menaçait de dégénérer en herpétide maligne exfoliatrice. Ce sont ces divers cas dont nous avons recueilli les observations avec le plus grand soin et dont l'interprétation soulève une importante question de doctrine, qui nous ont fait prendre ce sujet pour base de notre travail inaugural.

Nous n'ignorons pas les difficultés que nous rencontrerons dans cette étude, difficultés accrues par l'indécision qui règne encore sur la nature de ce vaste groupe de maladies constitutionnelles qu'on rapporte à la dartre. Aussi avons-nous été décidé dans notre choix plus par le désir de résumer en quelques pages, pour notre instruction et notre satisfaction personnelles, les principales opinions émises jusqu'ici, que dans le téméraire espoir de faire pencher d'un côté plutôt que de l'autre la balance encore indécise.

DÉFINITION.

Sous le titre de *psoriasis chez les syphilitiques*, nous décrirons un état morbide de la peau que l'on a confondu avec une éruption de psoriasis ou une syphilide proprement dite, et qui en doit être distingué par la cause qui, suivant nous, l'a primitivement fait naître : cette cause, nous la regardons comme étant complexe ; elle est à la fois sous la dépendance du virus syphilitique et de cet état morbide général auquel on a donné le nom de diathèse herpétique ou dartreuse.

DIVISION.

Après avoir dit quelques mots de l'histoire de cette affection nous la considérerons : 1° au point de vue des lésions anatomiques qui la constituent, 2° relativement à ses symptômes ; 3° à son évolution, 4° à sa durée, 5° à son étiologie, 6° par rapport à son diagnostic, 7° à son pronostic ; enfin nous terminerons : 8° en faisant connaître le traitement que nous croyons lui devoir convenir.

HISTORIQUE.

Les anciens écrits sur la médecine contiennent des descriptions qu'on peut rapporter à l'affection morbide que nous désignons aujourd'hui sous le nom de psoriaris ; mais on ne trouve rien dans ces mêmes écrits que l'on puisse rapporter exactement à ce que nous appelons les syphilides. Aussi, le but de ce travail étant d'étudier le psoriasis, non pas à un point de vue général, mais seulement dans ses rapports avec la syphilis, il n'entre point dans notre sujet d'établir le sens donné par Hippocrate, Gallien, Aetius aux mots : Psora, Lepra, Alphos, par Paul d'Egine, Actuarius, au mot : Lichen, et par Celse aux mots : Impetigo et Vitiligo alphos.

D'une autre part, on sait qu'au moyen âge, c'était l'usage d'étudier les maladies, non à l'aide de recherches originales, mais simplement en prenant comme un texte les écrits des Grecs et des Romains qu'on cherchait seulement à commenter. Voilà pourquoi, au point de vue où nous sommes placé, les premiers *écrits* sur la matière qui puissent nous intéresser, sont ceux de Lorry et de Plenck.

Or dans Lorry (*Tractatus de morbis cutaneis*, Parisiis 1777, article VII, paragraphe I), on trouve

une description exacte du psoriasis sous le titre :
De Lepra Græcorum ; mais il n'y a pas dans cet
article un seul endroit où il soit fait allusion aux
rapports de la vérole avec le psoriasis. Au même
article, paragraphe III, l'auteur en question établit
le diagnostic entre la maladie vénérienne, soit que,
dit-il, elle nous ait été apportée de l'Amérique, ou
qu'elle ait sévi spontanément, et une affection grave
qu'il a décrite sous le nom : *De Elephantiasi Græcorum
et Lepra Arabum*. Mais, hâtons-nous de ledire, le savant Lorry n'a plus ici en vue le psoriasis puisqu'il
nous donne cet état morbide comme contagieux.

Plenck, dans son livre : *Doctrina de morbis cutaneis*
(Viennæ, 1783), indique le premier, croyons-nous,
l'influence de la vérole sur la production du psoriasis : « *Demum multi alii morbi cutanei qui pertinaces
sunt et totum fere corpus occupant nomine Lepræ ab
authoribus denotantur ut : Lepra herpetica, est heerpes
crustaceus in toto corpore. V. Herpes.* » Or, à l'article Herpes, il dit : *Herpes syphiliticus, est herpes
qui a miasmate venereo excitatur, auribus et capillatæ
capitis parti infidere solet, noscitur symptomatibus ve-
nereis, et curatur mercurialibus externis et internis.* »

Cette phrase si concise nous apprend et l'étiologie,
et les lieux d'élection, et les symptômes et le traitement de l'affection qui nous occupe.

Dans les nombreux ouvrages publiés depuis le
commencement de ce siècle sur les maladies cuta-

nées on trouve agitée la question de l'existence ou de la non-existence du psoriasis syphilitique. Nous serons obligé dans le cours de cette étude de revenir sur ces importants travaux : nous nous bornerons donc ici à faire connaître les noms de leurs auteurs.

Nous citerons en Angleterre Willan, Bateman et Wilson. Nous n'avons pu nous procurer le traité de S. Plumbe; peut-être avons-nous perdu de précieux renseignements.

En France nous trouvons : Alibert, Cazenave et Schedel, dont le traité a été conçu d'après les idées de Biett, Rayer, Gibert, Devergie, Bazin, Hardy; et enfin tout récemment M. Guibout.

Des ouvrages importants ont aussi été publiés en Allemagne par Riecke, G. Simon et Hébra : ce dernier appartient à l'école de Vienne.

Enfin, toutes les fois que nous puiserons un renseignement dans un ouvrage spécial, nous l'indiquerons avec le plus grand soin.

I.

ANATOMIE PATHOLOGIQUE.

Comme celui dû à la dartre, le psoriasis, dont l'éclosion est favorisée tout à la fois par cette dernière diathèse et par la présence du virus syphilitique dans l'économie, est caractérisé anatomiquement par la coexistence de trois lésions qui sont les *squames*, *l'élevure*, la *coloration* du derme. Ainsi que nous le ferons remarquer à propos du diagnostic, il n'y a sous ce rapport d'autres différences que celles tenant à la couleur et au mode de groupement des plaques.

1° *Squames*. — Les squames du psoriasis survenu chez un sujet en puissance de syphilis sont des écailles sèches, *minces*, nombreuses, disposées en couches lamelleuses et stratifiées, très-adhérentes les unes aux autres et très-peu au derme qu'elles recouvrent. Leur coloration varie du gris sale au brun foncé.

2° *Elevure*. — Variable dans son étendue, dans sa forme et dans sa saillie appréciable à l'œil nu et au toucher, cette élevure est constituée par un épaississement hypertrophique du derme, par une induration localisée qui se recouvre de squames.

3° *Coloration*. — Rouge foncé tirant sur le brun, elle rappelle la couleur du jambon fumé. Cachée sous l'épaisseur des squames, la teinte rouge brunâtre du psoriasis apparaît dès qu'on les a soulevées. Dans le plus grand nombre des cas, elle en dépasse la circonférence en formant autour d'elles une collerette dont l'aspect rappelle la couleur bronze florentin.

II.

SYMPTÔMES.

Le début de cette affection est insidieux : au lieu de s'annoncer comme chez l'herpétique par des démangeaisons persistantes, elle entre silencieusement en scène et ne manifeste sa présence au début que par une petite tache plus ou moins arrondie, facile à confondre avec une plaque d'érythème ou une syphilide. Bientôt cette tache devient le siége d'une élevure dermique qui forme une véritable papule. Celle-ci s'agrandit peu à peu, jusqu'à ce qu'elle ait atteint les limites qu'elle ne doit pas dépasser. Cependant cette large papule s'est recouverte des squames que nous avons décrites plus haut. Telle est la forme des plaques considérées isolément; mais elles ont envahi simultanément plusieurs points de la superficie cutanée; puis, grâce à leurs multiplications successives, elles peuvent arriver à occuper tout le tégument externe, si par un traitement spécial on n'arrête pas leur évolution. Leurs rapports entre elles sont tels qu'elles circonscrivent presque toujours des espaces annulaires ou elliptiques; c'est ce qui a fait dire aux auteurs que le *psoriasis syphilitique* se présente sous la forme du psoriasis ordinaire dans ses variétés *annulata* et *girata*.

Mais, chez un syphilitique, il n'est pas rare de trouver le psoriasis accompagné par des accidents vénériens proprement dits. Ces accidents consistent en engorgements ganglionnaires, roséole, plaques muqueuses, etc., si l'affection herpétique existe à la période des manifestations secondaires ; en ecthyma, gommes, exostoses, etc., si elle est contemporaine des accidents tertiaires ou ulcéreux.

III.

ÉVOLUTION.

Chez un sujet dont la diathèse herpétique semble n'attendre qu'une cause occasionnelle pour donner des manifestations extérieures, la syphilis peut, à toutes ses périodes, donner naissance à l'affection qui nous occupe. Telle est, du moins, l'opinion de Willan ; telle est encore la conclusion que nous croyons pouvoir tirer de trois observations rapportées par M. Guibout dans ses leçons cliniques sur les maladies de la peau et de nos observations propres.

Au point de vue de la marche, le psoriasis chez les syphilitiques présente trois périodes : 1° une période d'invasion ou de formation de la papule ; 2° une période d'état ou d'agrandissement de la papule et de formation des squames ; 3° une période de déclin ou de disparition, sous l'influence d'un traitement approprié, des lésions anatomiques. Nous ferons remarquer à ce propos que ces dernières disparaissent dans un ordre inverse de celui de leur apparition.

IV.

DURÉE.

La clinique nous apprend que, considérée par rapport à une éruption, la durée du psoriasis est toujours de six semaines ou deux mois au moins; on pourra dire cette durée illimitée en considérant que les causes qui ont donné lieu à la manifestation actuelle ne peuvent être complétement éteintes et produiront par conséquent à un moment donné de nouvelles attaques.

V

ÉTIOLOGIE.

Comme nous l'avons dit dans notre définition, le psoriasis, dans le cas particulier, reconnaît une double origine : la dartre, cause efficiente ; la syphilis, cause occasionnelle. Nous allons faire connaître ici les opinions des auteurs qui ont écrit sur le sujet : nous exposerons avec un soin égal les arguments qui vont à l'encontre de l'idée fondamentale de notre thèse et ceux qui viennent à l'appui. Et

d'abord, puisque M. Guibout nous a inspiré dans le
choix de notre sujet, voyons sa doctrine. A propos
d'une malade de son service, notre maître disait :
« N'avez-vous pas là sous les yeux un véritable
psoriasis ? et vu l'absence d'antécédent herpétique,
n'êtes-vous pas autorisés à conclure qu'il s'agit là
d'un psoriasis syphilitique ? (Guibout. *Leçons cliniques sur les maladies de la peau*, p. 66). Puis, faisant
allusion à un autre cas du même genre, l'auteur
cité ajoute : « Ces deux faits si intéressants nous
permettent donc d'établir en principe que la syphilis dans ses formes tardives, anciennes et contem-
poraines des accidents tertiaires ou ulcéreux peut
avoir pour symptôme le psoriasis. » Nous nous per-
mettrons de demander à ce dermatologiste plein de
talent ce qu'il entend par les mots *absence d'ântécé-
dent herpétique*. Nous ne croyons pas qu'il veuille
dire que la malade en question était vierge de la
diathèse herpétique, diathèse qu'on ne saurait d'une
manière certaine affirmer ou nier chez un sujet,
puisque l'on ignore absolument les lésions qu'elle
peut provoquer soit dans les liquides, soit dans les
solides de l'organisme. Nous sommes d'autant plus
autorisé à émettre cette hypothèse que notre savant
maître lui-même nous disait dans une leçon sur
l'arthritisme : « Espérons que le microscope et la
chimie biologique, encore au berceau, ne tarderont
pas à jeter un peu de lumière sur la question si
obscure des diathèses. » Donc, par l'expression
absence d'antécédent herpétique, on ne doit com-

prendre que ceci : le sujet de cette observation n'a jamais présenté d'éruption cutanée pouvant être considérée comme un produit de la dartre. Mais n'est-il pas logique d'admettre que cette diathèse n'attendait qu'une cause occasionnelle pour donner des manifestations extérieures? Ici, le coup de fouet qui a mis la maladie en marche a été donné par le virus syphilitique. Au sujet d'un autre malade, M. Guibout (op. cit.) dit : « Dans le fait que nous allons relater, la nature syphilitique du psoriasis est déduite du traitement, puisque ce psoriasis, diagnostiqué par M. Hardy, a cédé dans six semaines à un traitement antisyphilitique. » Cette observation est loin de nous convaincre, car elle se termine ainsi : « Le malade est sorti *en voie d'amélioration notable*, etc. » Cette amélioration, nous n'hésitons pas à l'attribuer à quelques bains qui ont pu être administrés au malade, ainsi qu'aux conditions hygiéniques relativement bonnes auxquelles il s'est trouvé soumis durant son séjour à l'hôpital.

Mais, nous dira-t-on, la vérole est un véritable protée qui peut simuler toutes les autres maladies et se déguiser sous toutes les formes morbides imaginables. Oui, un des caractères propres à la syphilis est de donner lieu à des éruptions polymorphes; mais chez l'immense majorité des syphilitiques on n'observe pas l'affection que nous décrivons; or, par quelle prédisposition certains d'entre eux sont-ils atteints ? C'est que chez eux le poison vénérien trouve un terrain tout préparé. Selon nous, cette influence de la syphilis sur la production des manifestations dartreuses a été soupçonnée par Alibert. Voici en effet ce qu'on lit dans son précis théorique et pratique sur les maladies de la peau (T. I, p. 307). « La maladie vénérienne, par exemple, est une de celles qui existent le plus souvent avec les ffections herpétiques. Elle communique à celles-ci des caractères particuliers et difficiles à démêler. » Suit une observation que nous rapportons plus loin. Trente ans après, J. Simon (Die Hautkrankheiten durch anatom. Untersuchungen erlautert) et Riecke (Handbuch über die Krankheiten der Haut) ont exprimé la même idée. Pour eux, en effet, la syphilis est la seule cause accidentelle réellement connue qui peut donner lieu à une poussée psoriasique. Il y a dans l'expression de cette vérité une exagéra tion que nous n'avons pas besoin de faire ressortir. Nous en dirons autant de l'assertion suivante de Baumès, de Lyon : « Les éruptions squameuses et furfuracées ne naissent guère directement que sous l'influence de la diathèse syphilitique. » (*Nouvelle dermatologie ou précis théorique et pratique sur les maladies de la peau. T. II, p. 49*).

De ce long exposé nous conclurons que Bazin et Ricord ont été les premiers à énoncer dans une formule aussi nette que brève, la relation des deux maladies constitutionnelles qui nous occupent. « La syphils éveille la dartre, » ont-ils dit. Un autre clinicien distingué a exposé la même idée d'une manière non moins magistrale. Voici ce qu'on trouve dans Gueneau de Mussy (*Clinique.* T. II, p. 267.) La syphilis peut jouer le rôle de cause occasionnelle dans la production des manifestations herpétiques ; elles succèdent assez souvent aux manifestations spécifiques de cette affection, ct, comme je le disais à l'hôpital de Lourcine : la vérole est un fumier qui favorise l'éclosion de tous les germes diathésiques. »

Dans son traité des maladies de la peau, Hébra n'admet pas que la syphilis favorise une poussée psoriasique ; mais ne sait-on pas que cet auteur nie aussi l'existence de la diathèse dartreuse ?

Nous sommes obligé d'aborder ici une question délicate, celle de la valeur au point de vue du diagnostic du psoriasis palmaire et plantaire. On sait, en effet, que, localisé dans ces régions, il a été considéré par quelques auteurs comme un signe certain de syphilis. Willan (*Description and treatement oi cutaneos diseases.* London, 1801). Erasmus Wilson (*Diseases of the skin.* London, 1839), en Angleterre, et en France des hommes d'une autorité incontestable, Ricord, Hardy et Fournier sont unanimes sur ce point. Sans pousser la témérité jusqu'à répondre par la négative à cette assertion, nous transcrirons ici l'opinion contraire du créateur de la doctrine sur l'arthritisme. « Pour nous, dit Bazin dont la science déplore la perte récente, les psoriasis *palmaria* et *viantaria* sont toujours de nature arthritique. Comment concilier cette opinion et celle des auteurs ? Ceux-ci n'ont pas établi la distinction entre la lésion primitive et la lésion secondaire. De cette manière ils ont décrit comme étant des psoriasis, la syphilide tuberculeuse circonscrite, la roséole et les plaques muqueuses des mains. » (*Leçons théoriques et cliniques sur les affections cutanées de nature arthritique et dartreuse, p.* 159.)

A notre tour, sans nier l'existence de cette variété locale de psoriasis, nous croyons qu'elle n'est pas aussi commune qu'on le dit. Et, dans les cas où on l'observe, au lieu de la considérer comme *un véritable certificat* de syphilis (Fournier), nous aimons mieux, avec Bateman qui en a donné une bonne description, lui assigner comme cause une irritation locale.

On sait que la syphilide papulo-squameuse a une prédilection marquée pour la paume de la main et la plante du pied. « Une autre forme de syphilide squameuse très-remarquable, dit Baumès (op. cit., p. 449), est celle que l'on observe assez souvent à la plante des pieds et surtout à la paume des mains. » Cette opinion est corroborée par celle des propagateurs des idées de Biett, par Cazenave et Schedel.

C'est très-certainement cette affection purement syphilitique, modifiée dans son aspect extérieur par le siége qu'elle occupe qui a été décrite comme un psoriasis. Et, en effet, M. Fournier, après de longs développements consacrés au psoriasis palmaire et plantaire, fait une déclaration à laquelle nous accordons une grande importance : «Ce n'est,

en somme, dit-il, qu'une syphilide papuleuse len-
ticulaire ou en nappe. » (*Leçons sur la syphilis*,
p. 387.)

M. Lancereaux (*Traité historique et pratique de la
syphilis*) désigne indifféremment cette éruption sous
les noms de syphilide en gouttes ou de psoriasis
syphilitique. Toutefois, il a soin de faire remarquer
que dans ce cas on ne trouve plus les squames
imbriquées. la teinte rouge vif, les démangeaisons
intenses du psoriasis commun. A notre avis, ces
deux auteurs ont fait une assimilation de mots
regrettable en ce sens qu'elle peut conduire à
confondre deux états morbides complétement dif-
férents.

VI.

DIAGNOSTIC.

Le cadre que nous nous sommes tracé nous obli-
geant à supposer connus les caractères différen-
tiels du psoriasis ordinaire et des diverses affections
de la peau qui peuvent lui ressembler, notre diagnostic se bornera à l'étude des deux points suivants : 1° Etant donnée une éruption psoriasique
relevant de la dartre comme cause efficiente
et de la syphilis comme cause occasionnelle,
devra-t-elle présenter une physionomie propre, un
cachet spécial, qui permette de la rapporter avec
sûreté aux deux diathèses dont elle émane? 2° L'influence pathogénique de la syphilis reconnue,

comment distinguer ce psoriasis d'une syphilide squameuse qui présente tant d'analogie avec lui?

1° Pour élucider le premier point, on devra tenir grand compte des antécédents des malades et des produits morbides qu'ici j'appellerai volontiers secondaires, tels que roséole, plaques muqueuses, gommes ulcérées ou non, syphilides papuleuses, tuberculeuses, etc., accompagnant la lésion principale, c'est-à-dire la poussée psoriasique. Ainsi, tel malade porte la cicatrice d'un chancre induré, des engorgements ganglionnaires, on pourra déjà songer à l'origine syphilitique de son psoriasis. Ajoutons à cela la couleur rouge sombre ou brune des écailles, au lieu de l'éclat blanc argenté, brillant et comme métallique qu'elles présentent dans le psoriasis dartreux, la couleur livide ou bronzée de la peau entourant la plaque, enfin l'absence de prurit, et l'on pourra sans hésiter porter le dianostic : *psoriasis herpétique reconnaissant pour cause occasionnelle la syphilis et modifié par elle dans son aspect extérieur.*

Pour résumer notre pensée, nous dirons : deux diathèses (dartre et syphilis) existant chez le même individu, leurs manifestations se sont influencées réciproquement et ont reçu des modifications importantes dans leurs symptômes. Il en est résulté une éruption hybride, éruption ayant son analogue, mais dans un autre genre, dans celle que M. Ricord a désignée, d'une façon à la fois si piquante et si juste, sous le nom de *scrofulate de vérole.*

2° M. Gibert a établi d'une façon nette et concise
le diagnostic entre le psoriasis et la syphilide squameuse. Voici, en effet, ce qu'on lit dans la *troisième
édition* de son *Traité théorique et pratique des maladies
de la peau et de la syphilis* : « Les caractères qui la
différencient (la *syphilide squameuse*) de l'éruption
dartreuse dont nous venons de faire l'histoire (le
psoriasis, désigné aussi par l'auteur sous le nom de
lepra) sont les suivants : plaques obscures, livides,
cuivrées, *à peine* recouvertes de petites écailles
ternes et grisâtres, ordinairement lenticulaires et
discrètes, présentant quelque analogie avec les
plaques du *psoriasis guttata* en résolution commencée.

« Dans le genre *lepra nigricans* de Bateman a pu
être confondue cette forme de syphilide. En effet,
lorsque les plaques du *psoriasis* sont dépouillées de
leurs squames et que la marche chronique de la
maladie, le teint bilieux du sujet, le peu de coloration habituelle des téguments, tendent à obs-
curcir la couleur ordinairement rosée de ces plaques, le diagnostic devient moins facile. Si pour-
tant l'on pèse avec soin les signes commémoratifs
et concomitants, si surtout l'on cherche aux lieux
d'élection (au coude et au genou en particulier) les
caractères ordinairement plus tranchés qu'ailleurs
de l'éruption, il est bien rare qu'on puisse s'en
laisser imposer et taxer à tort de syphilitique
une affection qui trompe assez souvent les yeux
peu exercés et peu attentifs. » (Op. cit., t. I, p. 446).

Nous ferons encore observer que les syphilides

ont une tendance marquée à l'ulcération (Rayer);
qu'il est rare de les voir récidiver sous la même
forme ; et, à tous ces caractères distinctifs, nous en
ajouterons un que M. Biett a le premier décrit et
qui est considéré par MM. Cazenave et Schédel
comme constant et même pathognomonique : c'est
un petit liseré blanc analogue à celui qui aurait
succédé à une vésicule, liseré blanc entourant la
base de chaque élevure dans la syphilide squameuse.

Enfin, dane les cas assez nombreux où le diagnostic est entouré de difficultés très-grandes, par-
fois insurmontables, l'effet du traitement peut seul
dissiper tous les doutes. Il n'est, en effet, nul
besoin d'un traitement externe pour guérir les
syphilides. Elles guérissent assez rapidement, dit
Rayer, à la suite de l'administration des préparations mercurielles. Telle est aussi la manière de
voir de M. Gibert, déclarant que « la cure spécifique
dissipe l'éruption syphilitique en peu de semaines,
tandis que l'éruption dartreuse résiste pendant plusieurs mois, au moins, aux remèdes qui paraissent
le mieux appropriés, » et de M. Hardy nous donnant
les effets du traitement comme un critérium infail-
lible pour le diagnostic des affections vénériennes.

Malgré l'autorité de ces maîtres éminents on
pourra peut-être nous objecter que l'influence du
traitement hydrargyrique interne dans la guérison
des dermatoses chroniques a été mise au-dessus
de toute contestation par M. Gubler. En effet, à

l'appui de cette thèse, le savant médecin de Beaujon a rapporté (in *Journal de thérapeutique* du 15 décembre 1874) trois observations, dont deux de psoriasis et une d'eczéma, précédées de ce titre : *Efficacité du mercure contre le psoriasis et l'eczéma*. Sans qu'il soit besoin d'invoquer pour ces cas une guérison spontanée, guérison attribuée par Alibert (*Précis théorique et pratique sur les maladies de la peau*, t. I, p. 348) aux procédés de la nature opérant d'elle-même, sans secours de l'art, et, plus scientifiquement par M. Gibert (*Loc. cit.*) à une modification vitale survenue dans le tégument externe, nous croyons pouvoir affirmer que le traitement institué par M. Gubler était trop complexe (*pilules de proto-iodure hydrargyrique, lotions de sublimé, tisanes amères, bains alcalins*) pour qu'il soit permis d'attribuer les succès obtenus aux seuls effets de la médication mercurielle. Nous irons plus loin, et nous dirons que notre manière de voir ne diffère nullement de celle de l'éminent professeur de thérapeutique. N'a-t-il pas, en effet, à propos de l'arsenic, fait la déclaration suivante : « Bazin considère l'arsenic comme le meilleur agent curatif de la diathèse herpétique ou de la dartre proprement dite, etc. Comme le savant médecin de l'hôpital Saint-Louis, je crois à l'utilité de ce médicament, etc., seulement la démonstration péremptoire de cette efficacité est difficile à établir, en raison de la part que les applications topiques, les bains par exemple, et les conditions hygiéniques peuvent prendre à la guérison ou à l'amélioration des sujets dartreux soumis soit à un traitement pharmaceutique, soit à une cure hydriatique aux thermes de la Bourboule ou dans une autre station analogue. » (*Commentaires thérapeutiques du Codex medicamentarius*, 2ᵉ édition, page 448.)

VII.

PRONOSTIC.

M. Diday place le psoriasis à côté des syphilides qu'il désigne sous le nom de : *espèce grave* (*Thérapeutique des maladies vénériennes*, page 250). Partageant, quant à nous, cette manière de voir, nous dirons : le pronostic à porter ici est doublement grave, car à la longue durée, aux récidives, aux répercussions viscérales dont le psoriasis peut être l'origine, nous devons ajouter l'incurabilité de la cause occasionnelle, la syphilis.

VIII.

TRAITEMENT.

Des considérations dans lesquelles nous sommes entré à propos de l'étiologie vont découler certaines indications pour la thérapeutique à instituer.

Telle est ici l'influence de la cause occasionnelle

qu'il faudra tout d'abord avoir recours aux moyens les plus propres à contrebalancer son action. Trois cas peuvent se présenter :

1° Le psoriasis apparaît à la période des accidents secondaires. La pratique nous apprend que le mercure est le remède souverain à opposer à ces sortes d'accidents. Le meilleur moyen d'administration de ce métal est celui qui consiste à le donner sous forme de pilules de proto-iodure, formule Ricord. On ordonnera d'abord une de ces pilules par jour, et, si après une semaine il n'est pas survenu de troubles digestifs, on pourra en donner deux ; mais on ne dépassera pas cette dose quotidienne dans la crainte de provoquer, avec la salivation, des accidents du côté de la bouche, de l'estomac et de l'intestin ; accidents qui imposent un traitement spécial et contre-indiquent la continuation du traitement diathésique.

2° Le psoriasis survient-il à l'époque des lésions de transition, il arrive que le mercure donné seul demeure souvent impuissant. Dans ce cas il faut lui joindre une préparation iodurée. C'est le traitement mixte. On fera donc prendre au malade, chaque jour, une pilule de proto-iodure de mercure et 2 ou 3 grammes d'iodure de potassium. En dépassant cette dose d'iodure alcalin on s'expose à provoquer des coryzas, des pharyngites, des conjonctivites et des poussées érythémateuses sur la peau. Les deux médicaments spéciaux peuvent aussi être associés. Dans ce but on prescrira le sirop de Gibert qui contient 25 centigrammes de bi-iodure de mercure et 12 grammes d'iodure de potassium pour 600 grammes de véhicule. On en donnera une, puis deux, quelquefois trois cuillerées à bouche par jour.

3° Si la poussée psoriasique a lieu au moment où l'état tertiaire est constitué, la conduite à tenir sera différente selon que le sujet aura ou n'aura pas été soumis antérieurement à un traitement mercuriel. Dans le premier cas on aura recours immédiatement au remède spécial de cette période, à l'iodure de potassium. On ordonnera 1 gramme par jour de ce médicament à prendre en deux doses, le matin et le soir. Au bout de cinq ou six jours on doublera la quantité du remède. On pourra la tripler à la fin de la seconde semaine; mais on n'ira pas plus loin. Dans le cas où le malade n'aurait encore rien fait pour sa syphilis on lui prescrira le traitement mixte selon les règles tracées à propos des accidents de transition.

Mais qu'on le sache bien : le traitement interne n'est que l'auxiliaire de la médication locale. Nous n'avons pas ici à passer en revue toutes les substances préconisées et élevées par leurs inventeurs à la hauteur d'un spécifique pour le traitement externe du psoriasis. Nous indiquerons seulement celles qu'une expérience journalière a fait connaître comme étant les plus efficaces. Or, il résulte de cette expérience que le topique par excellence du psoriasis est l'huile de cade employée pure ou mitigée avec de l'huile d'amandes douces suivant les indications.

Sous l'influence des applications cadiques les écailles tombent rapidement et la vitalité morbide du derme se modifie. Les bains de vapeurs, les bains sulfureux, les bains alcalins peuvent rendre de grands services. Les premiers, pris tous les deux jours à une température modérée, trouvent leur indication lorsque les squames sont très-épaisses. Les bains alcalins composés de 500 ou 600 grammes de carbonate de soude ont le double avantage de dissoudre les couches d'huile et de modifier, dans un sens favorable, la vitalité de la peau.

M. Hardy, on le sait, a obtenu d'excellents résultats en faisant pratiquer journellement deux frictions : une le matin avec de l'huile de cade et une le soir avec du savon mou.

On pourra aussi se servir du goudron sous forme de pommade. Il faudra débuter par des doses modérées; 1 gramme 50 ou 2 grammes de goudron pour 20 d'axonge en augmentant progressivement la dose d'après les effets produits.

L'enveloppement imperméable au moyen de la toile de caoutchouc vulcanisée rendra de réels services dans les cas de psoriasis généralisé, alors qu'il répugnera aux malades de voir tout leur corps enduit de substances aussi désagréables que l'huile de cade ou le goudron.

Quel que soit le traitement externe employé, on arrivera après un temps plus ou moins long à blan-

chir le malade : il faudra se préoccuper alors de
prévenir les récidives. On se souviendra donc que
la dartre a été réveillée, et l'on s'adressera au médicament qui tient le premier rang dans la thérapeutique de cette diathèse, à l'arsenic. Sans être un
antiherpétique, il est certain que ce métalloïde, par
l'action vitale qu'il exerce sur la peau, jouit de la
propriété de retarder les poussées de psoriasis. Mais
on n'oubliera pas la vérole, et, pour conjurer ses
manifestations extérieures, on soumettra de temps
en temps les malades à l'usage des mercuriaux ou
de l'iodure de potassium.

OBSERVATION I.

Le nommé Guérard (Louis) est entré dans le service de
M. Guibout, le 10 février 1876, salle Saint-Charles, nᵒ 13. Ce
malade, âgé de 27 ans, nous raconte qu'au mois de mars 1869
il a été atteint d'une fièvre typhoïde. Depuis cette époque, il
a joui d'une parfaite santé. Son père est mort à l'âge de
55 ans des suites d'un cancer stomacal. Une des sœurs du malade est déjà venue deux fois à l'hôpital Saint-Louis pour se
faire soigner d'une affection de la peau sur la nature de laquelle nous ne pouvons obtenir que de vagues renseignements. Pas d'antécédents morbides du côté maternel.

Dans la première quinzaine du mois de novembre de l'année précédente, notre malade, qui, le 22 octobre, avait eu des
rapports avec une femme suspecte, vit se développer un
chancre au niveau de la couronne du gland. D'après les souvenirs du malade, ce chancre, pansé au vin aromatique, eut
une durée d'une quinzaine de jours. Aujourd'hui nous en re-
trouvons encore la cicatrice. Sa guérison fut suivie, à très-
bref délai, d'une éruption que, d'après les renseignements
fournis, nous croyons pouvoir rapporter à la roséole syphilitique. A l'entrée du malade, nous constatons l'état suivant :

sur presque toute la surface du tronc et des membres existe une éruption constituée par des papules saillantes, isolées les unes des autres.

Ces papules sont recouvertes, sauf sur une partie assez limitée de leur circonférence, par des squames minces, d'une couleur blanc grisâtre ; disposées les unes sur les autres, ces squames forment des couches stratifiées plus nombreuses au centre de la papule. La couleur de celle-ci rappelle l'aspect du jambon fumé, sauf à son centre où l'on constate un rouge plus vif après avoir enlevé les squames. Les plaques, d'un diamètre moyen d'une pièce de 1 franc, affectent entre elles une disposition topographique qui rappelle à s'y méprendre la forme du *psoriaris gyrata*. Au niveau des coudes et des genoux les papules sont d'un diamètre plus petit, mais aussi plus confluentes ; les squames qui les recouvrent sont un peu plus épaisses et plus adhérentes que sur le reste de l'enveloppe cutanée. Le palper nous révèle dans les régions inguinale et cervicale un engorgement ganglionnaire très-prononcé. L'examen de l'anus fait reconnaître l'existence de plaques muqueuses parfaitement caractérisées. Les amygdales sont aussi le siége d'ulcérations spécifiques.

Sur notre demande, M. Guibout voulut bien soumettre le malade à un traitement antisyphilitique. Il prit chaque jour une pilule de proto-iodure de mercure de 0,03 centigr.

A la date du 15 mars, les plaques muqueuses avaient disparu, mais l'éruption papilo-squameuse avait fait des progrès.

Devenue plus confluente sur les parties déjà occupées, elle avait fini par envahir la face et le cuir chevelu.

Le matin, à son réveil, le malade trouvait dans ses draps une quantité innombrable de lamelles épidermiques. En présence de cette marche toujours envahissante du mal, le chef de service intervint par un traitement local, tout en continuant à l'intérieur les préparations hydrargyriques.

Il prescrivit donc d'enduire deux ou trois fois chaque jour le tégument externe de glycérolé d'amidon contenant 10 0/0 de tannin. Quand sous la double influence du traitement externe et du traitement interne, l'éruption psoriasique eut repris l'aspect des premiers jours, on supprima le glycérolé pour prescrire des frictions à l'huile de cade et des bains alcalins. Peu à peu on vit s'opérer la disparition des plaques ; le 3 avril il n'en restait plus qu'aux coudes et aux genoux.

Le malade sortit le 16 complétement blanchi, gardant comme vestige de ses plaques psoriasiques des places gau-frées.

OBSERVATION II.

Le malade qui fait le sujet de cette observation est entré dans le service de M. Guibout, salle Saint-Charles, n° 46, le 3 mars 1876.

Cet homme, âgé de 36 ans, d'une constitution robuste, presque athlétique, a joui pendant toute sa vie d'une santé irréprochable. A l'âge de 17 ans, nous raconte-t-il, il s'est développé sur son cuir chevelu des croûtes molles, légère-ment humides, séparées par de larges espaces de peau saine. Ces croûtes, nous dit-il, fournissaient spontanément ou par le grattage de petites écailles très-nombreuses qui se reprodui-saient avec une grande activité. Le médecin de la famille, consulté pour cette affection, conseilla de ne rien faire, pré-tendant qu'il y aurait là un motif d'exemption du service mi-litaire.

Bien que ce conseil fût exactement suivi, les écailles ne furent guère que sept mois à disparaître.

En 1868, le malade contracta un chancre induré qui fut suivi d'une série d'accidents syphilitiques. Il entra, à cette occasion, à l'hôpital du Midi où il fit un séjour de deux mois.

En novembre 1873, ayant été pris de douleurs ostéocopes et de céphalée continuelle, il consulta un médecin de son quartier qui lui prescrivit une solution d'iodure de potassium. Cette médication, continuée pendant trois semaines, eut un succès complet. Depuis cette époque, en effet, jusqu'au jours où le malade vint réclamer nos soins, il ne se produisit plus de manifestations spécifiques.

A son entrée dans nos salles, nous constatons chez lui un psoriasis (rapproché par M. Guibout de la variété circinata) en état de développement complet. Ce psoriasis, d'après le dire du malade, a débuté par les coudes et les genoux, s'est ensuite porté sur le cuir chevelu et a fini par envahir les mains et les pieds tout en respectant la face. Dans les espaces de peau saine limités par les plaques psoriasiques on trouve, surtout aux membres inférieurs, des pustules très-caractéristiques d'ecthyma.

L'examen des tibias et de l'aine nous révèle l'existence d'exostoses anciennes et d'engorgements ganglionnaires.

Après avoir porté le diagnostic *psoriasis syphilitique* compliqué d'ecthyma, M. Guibout voulut bien, sur notre prière, soumettre le malade à un traitement exclusivement antisyphilitique. En raison des traitements antérieurs et aussi de l'époque éloignée de l'accident primitif, le chef de service trouva à propos de prescrire le sirop de Gibert.

A la date du 12 mars, il ne restait plus de traces de l'ecthyma, mais le psoriasis restait stationnaire ; nous devrions même dire qu'il faisait des progrès puisque le 29 avril on n'avait plus affaire à la forme *circinata* mais bien à la forme *diffusa*.

Dès le 1er mai, on adjoignit au traitement interne des bains de vapeurs, et de plus, durant la nuit, le malade était enveloppé dans une toile de caoutchouc.

Après treize jours de cette médication complexe les squames étaient moins nombreuses et se reformaient avec moins d'activité.

Le 15 mai les bains de vapeur et l'application de la toile de caoutchouc vulcanisée furent remplacés par des frictions à l'huile de cade et des bains sulfureux.

23 mai. Il s'est développé, à la suites des onctions cadiques, une légère dermite ; à la face interne des jambes et des cuisses, l'épiderme s'est fendillé et il est survenu des excoriations superficielles.

Des bains émollients et des aspersions de poudre d'amidon suffisent pour faire tomber ces phénomènes inflammatoires.

Le 29 mai, les applications d'huile de cade, suivies de bains alcalins, sont reprises.

Le 6 juin, il ne reste plus ni squames, ni élevure, et la malade sort sur sa demande. M. Guibout l'ayant engagée à venir de temps en temps à la consultation externe lui a fait faire usage, pendant les six semaines qui ont suivi sa sortie, d'une solution arsenicale.

Nous avons encore eu l'occasion de voir ce malade le 15 décembre de la même année : il ne s'était pas reproduit à cette époque d'éruption psoriasique.

OBSERVATION III.

Le nommé Victor Rey, commis de magasin, âgé de 42 ans, vigoureusement constitué, mais né d'un père rhumatisant, avait été lui-même sujet, depuis l'âge de 15 ans, à des attaques de rhumatisme franchement aigu. Il était entré, le 2 décembre 1875, dans le service de M. Guibout où il occupait le lit no 49 de la salle Saint-Charles. A notre arrivée dans le service nous l'interrogeons et nous recueillons les renseignements suivants. En avril 1862 il avait été soigné dans le même hôpital, service de M. Bazin, pour un eczéma généralisé. Après trois semaines de traitement il ne restait plus trace de cette affection. Au mois de mai 1866, notre malade contracta à la fois un chancre induré et une blennorrhagie. Soigné pour ces accidents à l'hôpital Beaujon, il n'eut de suites que neuf mois plus tard ; or ces suites, nous croyons, d'après les renseignements fournis, pouvoir les rapporter à une syphilide papuleuse. La liqueur de Van-Swieten avait fait la base du traitement institué contre cette éruption qui ne fut guère que quinze jours à disparaître.

A l'examen du cœur et des vaisseaux nous constatons les signes d'une insuffisance mitrale très-nette ; toutefois notre homme était venu réclamer des soins, non pour sa maladie du cœur, qu'il ne soupçonnait pas du reste, mais pour un psoriasis *guttata*. Ce psoriasis, limité à la partie postérieure du tronc et aux membres supérieurs, les mains exceptées, paraissait avoir déjà cédé à la médication suivante : onctions cadiques, bains alcalins à l'extérieur ; à l'intérieur, trois cuillerées à soupe d'une solution contenant 0,10 centigrammes d'arséniate de soude pour 300 grammes d'eau. Le 5 janvier, le malade quittait le service emportant comme vestige de son psoriasis des plaques rougeâtres, jambonnées, mais dépourvues de squames.

Quinze jours plus tard il se présentait à la consultation externe demandant de nouveau son admission dans nos salles. Le psoriasis avait repris un nouvel essor ; les plaques anciennes s'étaient étendues et recouvertes d'écailles épidermiques; de nouvelles avaient apparu à la partie interne des cuisses, autour des genoux, au visage et aux mains. En face d'une récidive à si bref délai, M. Guibout vit là une manifestation syphilitique. Tout en reprenant les bains et les frictions cadiques, il eut recours à l'iodure de potassium administré journellement à la dose de 1 gr. 50 cent.

Le 3 février l'amélioration était très-prononcée. Non-seulement les progrès de la dermatose étaient enrayés, mais les surfaces affectées s'étaient nettoyées. Une acné cadique s'étant développée oblige à suspendre les frictions pour quelques jours. On donne 2 grammes d'iodure de potassium.

Le 11. Au lieu de reprendre les onctions cadiques on prescrit une pommade contenant 4 parties de goudron pour 20 d'axonge. Cette médication fut continuée pendant un mois, après quoi les régions affectées étaient blanchies et couvertes d'un épiderme lisse et fin. Sorti le 12 mars, le malade avait promis de revenir en cas de récidive. Nous ne l'avons pas revu, ce qui nous permet de supposer que, durant cette année, le psoriasis n'a pas repris ses droits.

OBSERVATION IV (Tirée d'Alibert).

Victoire Roucher, lingère, âgé de 18 ans, devint enceinte, et contracta en même temps la maladie vénérienne, pour laquelle on lui fit subir un traitement. Il s'était développé aussi une dartre *squameuse*, qui ne céda point à l'administration du mercure, et qui excitait de violentes démangeaisons. L'éruption herpétique existait sous les aisselles, à la partie interne des cuisses, au pli des jarrets ; l'éruption syphilitique s'étendait en pustules plates, d'un rouge cuivreux, également élevées sur tous les points, exhalant une humeur séro-jaunâtre, qui se transformait en croûtes verdâtres. Ces croûtes occupaient le bord des grandes lèvres, les sourcils, le front et les ailes du nez. Ces deux affections ont été successivement guéries par les procédés qui leur conviennent.

OBSERVATION V.

Louise Morel, fleuriste, âgée de 23 ans, est entrée dans le service de M. Guibout, le 26 août 1876, salle Henri IV, lit n° 45.

L'interrogatoire de cette malade, fille naturelle, a été néga-tif au point de vue des antécédents héréditaires. Dans ses antécédents à elle on ne retrouve la trace d'aucune maladie cutanée antérieure. Dans le courant du mois de juin précédent elle était entrée dans le service de M. Hillairet pour se faire soigner de plaques muqueuses occupant la vulve, le creux axillaire et les espaces interdigitaux du pied. D'après les souvenirs de la malade, ces accidents auraient été précédés de six semaines par la contamination syphilitique. Elle nous avoue que, durant un séjour de trois semaines à l'hôpital, elle a fait disparaître les pilules prescrites, n'ayant pas trouvé la première agréable à prendre. Néanmoins les plaques muqueuses, cautérisées tous les trois jours, avaient disparu.

Une iritis suraiguë de l'œil gauche parfaitement caractérisée, tel était le motif qui ramenait la malade à l'hôpital. L'examen direct nous révélait en outre, sur la partie postérieure du tronc, l'existence de papules disséminées sans aucun ordre apparent. Ces papules, de la largeur d'une pièce de cinquante centimes, étaient recouvertes de plusieurs couches de squames ternes et même grisâtres. La peau environnant ces papules présentait également une couleur livide dans une étendue de 1 centimètre et demi à 2 centimètres. La peau de la région abdominale antérieure était aussi le siége de ces plaques papulo-squameuses ; mais ici elles étaient régulièrement groupées en cercles limitant des espaces sains, de plus, leur diamètre moyen égalait environ celui d'une pièce de un franc. Au dire de la malade, ces lésions étaient complétement aprurigineuses.

Instillation dans l'œil d'une solution de sulfate d'atropine, application de quatre sangsues à la région temporale ; à l'intérieur, deux cuillerées à bouche de liqueur de Van-Swieten, tel fut le traitement prescrit le lendemain de l'entrée de la malade, c'est-à-dire le 27 août.

Le 29. La couleur cendrée de l'iris semble disparaître, l'injection vasculaire est moins prononcée ; mais la malade accuse une violente douleur frontale. Un vésicatoire est appliqué à la tempe gauche.

Le 30. Iritis en voie de régression, pupile déformée, douleurs frontales moins intenses.

3 septembre. L'amélioration continue ; la malade, toutefois, accuse des troubles visuels, suite de la déformation pupillaire. La couleur livide de la peau environnant les plaques papulo-squameuses semble diminuer ; mais ces dernières ne présentent aucune modification. On prescrit trois cuillerées à bouche de liqueur de Van-Swieten.

Le 9. Il ne reste d'autres traces de l'iritis que les troubles de la vision déjà mentionnés. On suspend les instillations de sulfate d'atropine, et la malade reste simplement soumise au traitement hydrargyrique.

Le 12. La salivation et une légère stomatite obligent à suspendre la liqueur de Van-Swieten. On ordonne un gargarisme au chlorate de potasse ; et de plus, en face de l'opiniâtreté du psoriasis, on se décide à faire pratiquer matin et soir une friction avec parties égales d'huile de cade et de glycérine.

Le 20. Les accidents du côté de la bouche ayant cédé, on reprend le traitement mercuriel sous forme de pilules de proto-iodure à 0,03 centig. chaque. Sous l'influence des applications cadiques les squames sont tombées en grande partie. On pratique une seule friction, mais avec de l'huile de cade pure, et cette friction est suivie d'un bain alcalin.

Le 26. Il ne reste plus de squames ; la papule dermique se trouve à nu et s'affaisse ; la coloration pâlit.

2 octobre. Complétement nettoyée, la malade sort sur sa demande.

OBSERVATION VI.

Auguste Ledoux, 45 ans, d'une constitution robuste, est admis, le 13 mai 1876, dans le service de M. Guibout, salle Saint-Charles, n° 13. Il nous raconte que son père et un de ses oncles avaient souvent des *dartres*. L'interrogatoire le plus minutieux ne nous fait découvrir chez lui d'autre antécédent morbide qu'un chancre induré contracté à l'âge de 23 ans. Ce chancre fut suivi d'une éruption cutanée et de maux de gorge qui nécessitèrent l'entrée du malade à l'hôpital. Il prit à cette occasion 140 pilules de proto-iodure de mercure.

Là se bornèrent les manifestations syphilitiques et partant le traitement.

Au moment de son entrée nous constatons chez lui un psoriasis parfaitement caractérisé. Cette affection datant de six semaines a débuté par le cuir chevelu pour envahir bientôt après les coudes et les genoux et enfin devenir générale.

Le peu d'éclat des squames reposant sur une base couleur lie de vin, l'absence de prurit, la disposition des plaques circonscrivant des espaces elliptiques parfaitement réguliers attirent tout d'abord notre attention. L'exploration des régions inguinale et cervicale nous révèle l'existence d'un engorgement ganglionnaire.

Interrogé sur la cause possible de sa maladie, notre homme n'hésite pas à la rapporter aux privations qu'il a endurées dans ces derniers temps.

M. Guibout formula le traitement suivant :

Prendre matin et soir une cuillerée à bouche de la solution suivante :

> Iodure de potassium, 20 grammes.
> Eau distillée, 300 grammes.

Pratiquer également matin et soir une friction avec de l'huile de cade, et prendre tous les jours un bain sulfureux.

A la date du 4 juin les squames avaient disparu ; l'élevure et la coloration persistaient, mais à un moindre degré. Les bains sulfureux sont remplacés par des bains alcalins, et l'huile de cade est mitigée avec de l'huile d'amandes douces. L'iodure de potassium est continué.

Le 12. Il ne reste plus de trace d'élevure et les surfaces affectées ont considérablement pâli. Le malade reste attaché dans les salles comme infirmier, et jusqu'au moment où nous quittons le service, c'est-à-dire jusqu'au mois de janvier 1877, il n'a pas eu de nouvelle *poussée*.

OBSERVATION VII.

W... (anglo-américain), 55 ans, entre, le 22 juillet 1876, dans le service de M. Hillairet, pavillon Gabrielle.

Il y a 16 ans, W... a été soigné à Philadelphie pour des manifestations syphilitiques. N'ayant pas éprouvé de nouvel accident depuis cette époque, il se croyait guéri ; mais dans le courant du mois de mars il vit se développer autour de ses coudes et de ses genoux des papules qui se recouvraient de squames. Notre Anglais alla consulter un pharmacien qui lui livra 80 pilules de mercure ; il les prit dans l'espace de 15 jours. Le seul bénéfice retiré de cette médication fut une stomatite mercurielle et une diarrhée incoercible. Cependant l'éruption squameuse ayant envahi les membres et le tronc, le malade se décida à entrer à l'hôpital. M. Hillairet porta le diagnostic : *éruption psoriasique provoquée par la syphilis.* La stomatite et la diarrhée ne résistèrent pas moins de trois semaines aux traitements les mieux entendus. C'est seulement après la disparition de ces accidents que M. Hillairet s'occupat de la poussée de psoriasis.

Dans le but d'amener promptement la chute des squames il fit faire des frictions avec un mélange à parties égales d'huile de cade et de savon noir.

Des bains de vapeur furent également administrés très-régulièrement, tous les trois jours. A côté de cette médication locale fut institué un traitement interne dont l'iodure de potassium fit la base.

Au bout de deux semaines l'amélioration était très-prononcée. Le malade quitta l'hôpital pour se rendre aux eaux d'Aulus.

CONCLUSIONS.

De l'ensemble des faits contenus dans ce travail, nous croyons pouvoir tirer les conclusions suivantes :

1° A elle seule, la vérole ne donne jamais lieu à une éruption de psoriasis.

2° Cette maladie constitutionnelle ne joue d'autre rôle que celui de cause occasionnelle provoquant les manifestations d'une diathèse restée jusque là à l'état latent.

3° Une fois constituée, l'affection herpétique présente, dans ses symptômes et dans sa marche, des caractères particuliers qui permettent de la rattacher à sa double origine.

4° La coexistence chez le même malade de deux affections très-rebelles, incurables pourrait-on dire, devra faire porter un pronostic grave.

5° En raison de l'importance de la cause occasionnelle, il faudra en tenir grand compte pour le traitement.

Paris. — A. PARENT, imprimeur de la Faculté de Médecine. rue M.-le-Prince, 29-31.

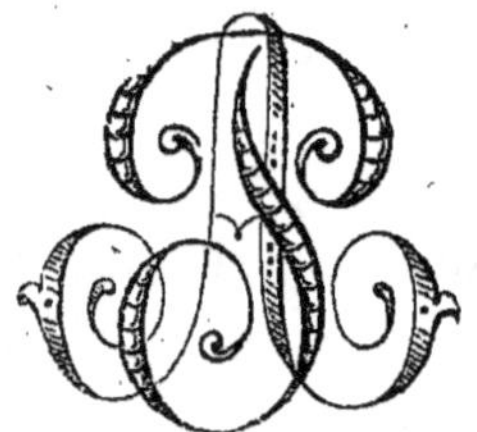